LA GUÍA COMPLETA SOBRE LA DIETA VEGETARIANA NUEVAS RECETAS PARA EL VERANO 2021

El recetario completo sobre la dieta vegetariana, adelgazar comiendo sano para conseguir una perfecta forma psicofísica, apto para principiantes, todas las recetas han sido creadas específicamente para el verano.

Alfredo Savona

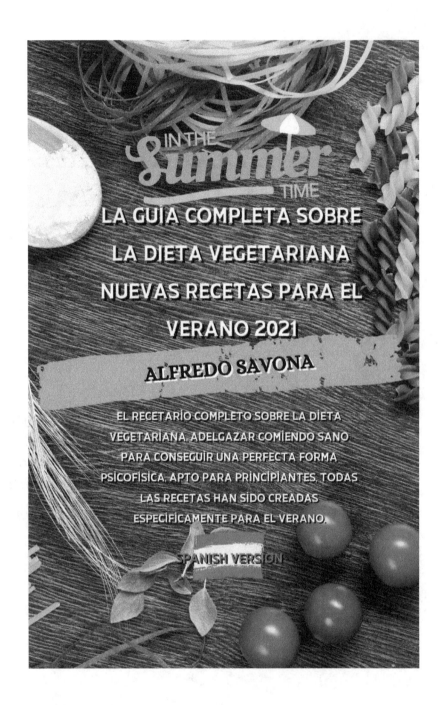

IN THE
Summer
TIME

LA GUÍA COMPLETA SOBRE LA DIETA VEGETARIANA NUEVAS RECETAS PARA EL VERANO 2021

ALFREDO SAVONA

EL RECETARIO COMPLETO SOBRE LA DIETA
VEGETARIANA. ADELGAZAR COMIENDO SANO
PARA CONSEGUIR UNA PERFECTA FORMA
PSICOFÍSICA. APTO PARA PRINCIPIANTES. TODAS
LAS RECETAS HAN SIDO CREADAS
ESPECÍFICAMENTE PARA EL VERANO.

SPANISH VERSION

Tabla de contenido

La información proporcionada en este documento se declara veraz y coherente, ya que cualquier responsabilidad, en términos de falta de atención o de otro tipo, por el uso o abuso de cualquier política, proceso o dirección contenida en este documento es responsabilidad solitaria y absoluta del lector receptor. Bajo ninguna circunstancia se tendrá responsabilidad legal o culpa alguna contra el editor por cualquier reparación, daño o pérdida monetaria debido a la información aquí contenida, ya sea directa o indirectamente.

Las marcas comerciales que se utilizan aquí no tienen ningún consentimiento y no tienen permiso ni respaldo del propietario de la misma. Todas las marcas comerciales y marcas en general de este libro son sólo para fines de aclaración y son propiedad de los propios dueños no afiliados a este documento.

☆ *55% OFF for BookStore NOW at $ 30,95 instead of $ 41,95!* ☆

Welcome to Italian Vegetarian Cuisine,

considered the most important Cuisine in Europe and maybe even in the world.

That's why if you are a lover of vegetarian

cuisine, you cannot miss the recipes described in this book.

Good life and good appetite, my friends.

Buy is NOW and let your Customers get addicted to this amazing book!

INTRODUCCIÓN

La cocina vegetariana italiana es mucho más que un simple risotto (aunque, con tantas regiones que cultivan arroz en todo el país, sin duda es un plato que los italianos saben preparar bien).

Desde las trufas de la Toscana hasta los tomates regordetes y fragantes de Campania, las regiones de Italia ofrecen sus propios productos únicos que se prestan perfectamente a la creación de una gran cantidad de platos vegetarianos imaginativos.

No es de extrañar entonces que los mejores restaurantes vegetarianos de Europa estén en Italia, por lo que muchos ya han recibido una estrella Michelin.

En este libro de cocina, propongo muchas recetas vegetarianas revisadas por mí, inspirándome en las mejores recetas italianas esparcidas por muchas regiones.

Crea tus platos favoritos y mejora cada vez más tus habilidades culinarias.

Cree un menú de cena vegetariano lleno de sorpresas con esta colección de ingeniosas recetas vegetarianas italianas, todas las cuales demuestran la versatilidad y la imaginación de los mejores chefs de Italia.

Empiece como quiera y continúe con las recetas, un excelente plato vegetariano para principiantes hecho con berenjena, hierbas y una sorprendente mayonesa de carbón, o pruebe su igualmente colorida ensalada Butterfly, con achicoria, repollo verde, zanahorias, espinacas y remolacha para crear un verdadero fiesta vegetariana para todos los sentidos.

Empecemos.

1. Sopa de frijoles blancos italiana abundante

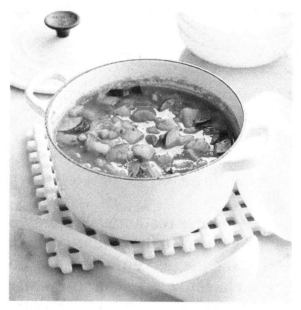

Ingredientes

1 cucharada de aceite de oliva
1 papa mediana, pelada y cortada en cubos de 1/2 pulgada
2 zanahorias medianas, picadas
1 cebolla mediana picada
2 costillas de apio picadas
1 calabacín mediano, picado
1 cucharadita de chile jalapeño sin semillas, finamente picado
1 lata (15-1 / 2 onzas) de frijoles blancos, enjuagados y escurridos
2 a 2-1 / 2 tazas de caldo de verduras o pollo
1 lata (8 onzas) de salsa de tomate
2 cucharadas de perejil fresco picado o 2 cucharaditas de hojuelas de perejil seco

1-1 / 2 cucharaditas de tomillo fresco picado o 1/2 cucharadita de tomillo seco

Direcciones

En un horno holandés, caliente el aceite a fuego medio-alto. Agrega la papa y las zanahorias; cocine y revuelva por 3 minutos. Agrega la cebolla, el apio, el calabacín y el jalapeño; cocine y revuelva de 3 a 4 minutos o hasta que las verduras estén tiernas pero crujientes.
Agrega los ingredientes restantes; llevar a hervir. Reducir el fuego; cocine a fuego lento, tapado, de 12 a 15 minutos o hasta que las verduras estén tiernas. Opción de congelación: congele la sopa enfriada en recipientes para congelador. Para usar, descongele parcialmente en el refrigerador durante la noche. Caliente en una cacerola, revolviendo ocasionalmente; agregue un poco de caldo o agua si es necesario.

2. Ziti al Forno de cinco quesos

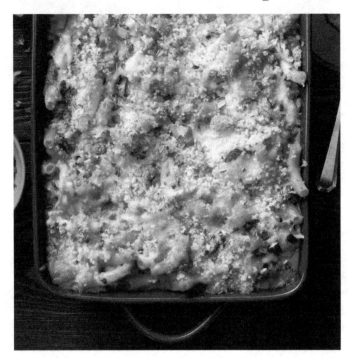

Ingredientes

1-1 / 2 libras (aproximadamente 7-1 / 2 tazas) de
pasta ziti sin cocer o en tubo pequeño
2 frascos (24 onzas cada uno) de salsa marinara
1 frasco (15 onzas) de salsa Alfredo
2 tazas de queso mozzarella semidescremado rallado,
cantidad dividida
1/2 taza de queso ricotta bajo en grasa
1/2 taza de queso provolone rallado
1/2 taza de queso romano rallado

ADICIÓN:
1/2 taza de queso parmesano rallado
1/2 taza de pan rallado panko

3 dientes de ajo picados
2 cucharadas de aceite de oliva
Opcional: perejil fresco picado o albahaca, opcional

Direcciones

Precalienta el horno a 350 °. Cocine la pasta de acuerdo con las instrucciones del paquete para al dente; drenar.

Mientras tanto, en una cacerola grande, combine la salsa marinara, la salsa Alfredo, 1 taza de mozzarella y la ricota, provolone y Romano. Cocine a fuego medio hasta que la salsa comience a hervir a fuego lento y los quesos se derrita. Agrega la pasta cocida; vierta la mezcla en un recipiente engrasado de 13x9 pulg. Plato de hornear. Cubra con el queso mozzarella restante.

En un tazón pequeño, mezcle el parmesano, el pan rallado, el ajo y el aceite de oliva; espolvorear sobre la pasta.

Hornee, sin tapar, hasta que la mezcla burbujee y la cobertura esté dorada, de 30 a 40 minutos. Deje reposar 10 minutos antes de servir. Adorne con perejil fresco o albahaca si lo desea.

Opción de congelación: enfríe la cazuela sin hornear; tapar y congelar. Para usar, descongele parcialmente en el refrigerador durante la noche. Retirar del refrigerador 30 minutos antes de hornear.

Precalienta el horno a 350 °. Cubra la cazuela con papel de aluminio; hornear 50 minutos. Descubrir; hornee hasta que esté completamente caliente y un termómetro insertado en el centro indique 165 °, 15-20 minutos más.

3. Crostini de aceitunas mixtas

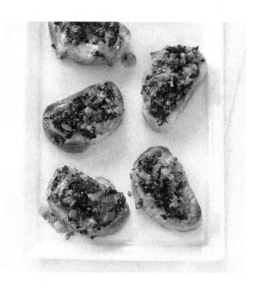

Ingredientes

1 lata (4-1 / 4 onzas) de aceitunas maduras picadas
1/2 taza de aceitunas rellenas de pimiento, finamente picadas
1/2 taza de queso parmesano rallado
1/4 taza de mantequilla ablandada
1 cucharada de aceite de oliva
2 dientes de ajo picados
3/4 taza de queso mozzarella semidescremado rallado
1/4 taza de perejil fresco picado
1 baguette de pan francés (10-1 / 2 onzas)

Direcciones

En un tazón pequeño, combine los primeros seis ingredientes; agregue el queso mozzarella y el perejil. Corta la baguette en 24 rebanadas; colocar en una bandeja para hornear sin engrasar. Unte con la mezcla de aceitunas.

Ase a 3-4 pulgadas del fuego durante 2-3 minutos o hasta que los bordes estén ligeramente dorados y el queso se derrita.

4. Over-the-Rainbow Minestrone

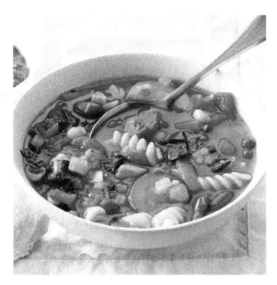

Ingredientes

4 tallos grandes de acelgas (aproximadamente 1/2 libra) o espinacas tiernas frescas
2 cucharadas de aceite de oliva
1 cebolla morada mediana, finamente picada
6 tazas de caldo de verduras
2 latas (14-1 / 2 onzas cada una) de tomates cortados en cubitos asados al fuego, sin escurrir
1 lata (16 onzas) de frijoles rojos, enjuagados y escurridos
1 lata (15 onzas) de garbanzos o garbanzos, enjuagados y escurridos
1 calabaza de verano amarilla mediana o calabacín, cortado por la mitad y cortado en rodajas de 1/4 de pulgada
1 pimiento rojo o amarillo dulce mediano, finamente picado
1 zanahoria mediana, finamente picada

2 dientes de ajo picados
1-1 / 2 tazas de pasta en espiral sin cocer o conchas pequeñas de pasta
1/4 taza de pesto preparado
Ingredientes opcionales: pesto adicional preparado, queso parmesano rallado, hojuelas de pimiento rojo triturado y albahaca fresca picada

Direcciones

Cortar los tallos de las acelgas; picar los tallos y las hojas por separado. Reserva las hojas para agregarlas más tarde. En una sartén grande, caliente el aceite a fuego medio. Agregue los tallos de cebolla y acelga; cocine y revuelva de 3 a 5 minutos o hasta que estén tiernos. Transfiera a una taza de 6 cuartos de galón. olla de cocción lenta.

Agregue el caldo, los tomates, los frijoles, los garbanzos, la calabaza, el pimiento, la zanahoria y el ajo. Cocine, tapado, a fuego lento de 6 a 8 horas, hasta que las verduras estén tiernas.

Agregue la pasta y las hojas de acelga reservadas. Cocine, tapado, a fuego lento durante 20-25 minutos más, hasta que la pasta esté tierna; agregue el pesto. Si lo desea, sírvalo con pesto adicional, queso parmesano, hojuelas de pimiento rojo y albahaca fresca.

5. Pizza vegetariana con corteza de tomate con hierbas

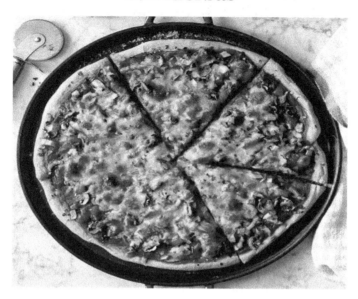

Ingredientes

1/2 taza de harina integral
1-1 / 2 cucharaditas de perejil fresco picado o 1/2 cucharadita de hojuelas de perejil seco
1-1 / 2 cucharaditas de romero fresco picado o 1/2 cucharadita de romero seco, triturado
1 cucharadita de levadura seca activa
1/2 cucharadita de azucar
1/4 cucharadita de sal
1/4 cucharadita de pimienta
1/2 taza de agua
1/2 taza de jugo de tomate
1 cucharadita de aceite de oliva
1-1 / 2 a 1-3 / 4 tazas de harina para todo uso

ADORNOS:

1 lata (8 onzas) de salsa para pizza
1 pimiento verde mediano, picado
1 taza de champiñones frescos en rodajas
1 cebolla morada pequeña, picada
1 tomate mediano picado
1 taza de queso mozzarella semidescremado rallado
Hojuelas de pimiento rojo triturado, opcional

Direcciones

En un tazón grande, combine los primeros 7 ingredientes. En una cacerola pequeña, caliente el agua, el jugo de tomate y el aceite a 120 ° -130 °. Agregue a los ingredientes secos; batir hasta que quede suave. Agregue suficiente harina para todo uso para formar una masa suave.
Dar la vuelta sobre una superficie ligeramente enharinada; amase hasta que quede suave y elástico, aproximadamente 5 minutos. Coloque en un recipiente cubierto con aceite en aerosol, volteando una vez para cubrir la parte superior. Cubra y deje crecer hasta que se duplique, aproximadamente 45 minutos.
Precaliente el horno a 400 °. Golpee la masa; enrollar en un 12-in. circulo. Transfiera a una de 14 pulgadas. molde para pizza cubierto con aceite en aerosol; acumular borde ligeramente.
Unte con salsa para pizza. Cubra con pimiento verde, champiñones, cebolla, tomate y queso. Hornee de 25 a 30 minutos o hasta que el queso se derrita y el borde esté ligeramente dorado. Si lo desea, espolvoree con hojuelas de pimienta.

6. Lasañas de lata de muffin

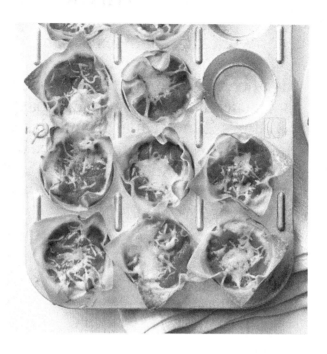

Ingredientes

1 huevo grande, ligeramente batido
1 caja (15 onzas) de queso ricotta semidescremado
2 tazas de mezcla de queso italiano rallado, cantidad dividida
1 cucharada de aceite de oliva
24 envoltorios de wonton
1 frasco (24 onzas) de salsa para pasta estilo jardín
Perejil fresco picado, opcional

Direcciones

Precaliente el horno a 375 °. En un tazón, mezcle el huevo, el queso ricotta y 1-1 / 4 tazas de mezcla de queso italiano.

Engrase generosamente 12 moldes para muffins con aceite; forre cada uno con una envoltura de wonton. Rellene cada uno con 1 cucharada de mezcla de ricotta y 1-1 / 2 cucharadas de salsa para pasta. Cubra cada uno con una segunda capa, girando las esquinas y presionando los centros. Repita las capas de ricotta y salsa. Espolvoree con la mezcla de queso restante. Hornee hasta que el queso se derrita, 20-25 minutos. Si lo desea, espolvoree con perejil.

7. Provolone Ziti Bake

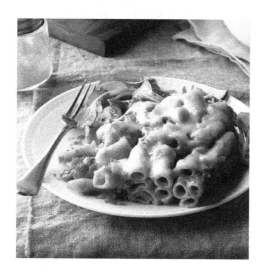

Ingredientes

1 cucharada de aceite de oliva
1 cebolla mediana picada
3 dientes de ajo picados
2 latas (28 onzas cada una) de tomates italianos triturados
1-1 / 2 tazas de agua
1/2 taza de vino tinto seco o caldo de pollo reducido en sodio
1 cucharada de azucar
1 cucharadita de albahaca seca
1 paquete (16 onzas) de pasta ziti o tubo pequeño
8 rebanadas de queso provolone

Direcciones

Precalienta el horno a 350 °. En un envase de 6 cuartos de galón. olla, caliente el aceite a fuego medio-alto. Agrega la cebolla; cocine y revuelva 2-3 minutos o hasta que estén tiernos.

Agrega el ajo; cocine 1 minuto más. Agregue los tomates, el agua, el vino, el azúcar y la albahaca. Llevar a hervir; Retírelo del calor. Agregue el ziti crudo.

Transfiera a una de 13x9 pulgadas. una fuente para hornear cubierta con aceite en aerosol. Hornee, tapado, 1 hora. Cubra con queso. Hornee, sin tapar, de 5 a 10 minutos más o hasta que el ziti esté tierno y el queso se derrita.

8. Salsa de espagueti casera sin carne

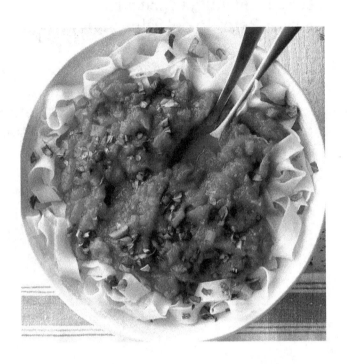

Ingredientes

4 cebollas medianas, picadas
1/2 taza de aceite de canola
12 tazas de tomates frescos pelados y picados
4 dientes de ajo picados
3 hojas de laurel
4 cucharaditas de sal
2 cucharaditas de orégano seco
1-1 / 4 cucharaditas de pimienta
1/2 cucharadita de albahaca seca
2 latas (6 onzas cada una) de pasta de tomate
1/3 taza de azúcar morena compacta
Pasta cocida caliente
Albahaca fresca picada, opcional

Direcciones

En un horno holandés, saltee las cebollas en aceite hasta que estén tiernas. Agrega los tomates, el ajo, las hojas de laurel, la sal, el orégano, la pimienta y la albahaca. Llevar a hervir. Reducir el fuego; tape y cocine a fuego lento durante 2 horas, revolviendo ocasionalmente.

Agrega la pasta de tomate y el azúcar morena; cocine a fuego lento, sin tapar, durante 1 hora. Deseche las hojas de laurel. Sirva con pasta y albahaca, si lo desea.

9. Pan de ajo

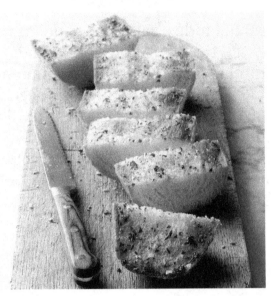

Ingredientes

1/2 taza de mantequilla derretida
3 a 4 dientes de ajo picados
1 hogaza (1 libra) de pan francés, cortado por la mitad
a lo largo
2 cucharadas de perejil fresco picado

Direcciones

En un tazón pequeño, combine la mantequilla y el
ajo. Cepille los lados cortados del pan; espolvorear
con perejil. Coloque, con el lado cortado hacia arriba,
en una bandeja para hornear.
Hornee a 350 ° durante 8 minutos. Ase a 4-6
pulgadas del fuego durante 2 minutos o hasta que
estén doradas. Sirva caliente.

10. Ziti Bake

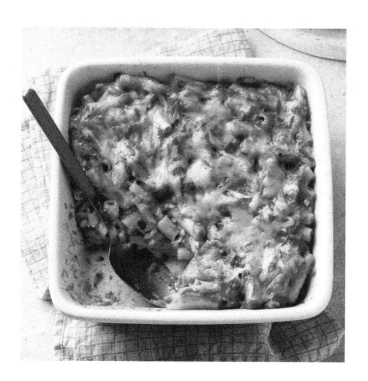

Ingredientes

3 tazas de pasta ziti cruda o en tubo pequeño
1-3 / 4 tazas de salsa para espagueti sin carne,
cantidad dividida
1 taza de requesón al 4%
1-1 / 2 tazas de queso mozzarella semidescremado
rallado, cantidad dividida
1 huevo grande, ligeramente batido
2 cucharaditas de hojuelas de perejil seco
1/2 cucharadita de orégano seco
1/4 de cucharadita de ajo en polvo
1/8 cucharadita de pimienta

Direcciones

Cocine la pasta según las instrucciones del paquete. Mientras tanto, en un tazón grande, combine 3/4 taza de salsa para espaguetis, requesón, 1 taza de queso mozzarella, huevo, perejil, orégano, ajo en polvo y pimienta. Escurrir la pasta; revuelva con la mezcla de queso.
En un engrasado de 8 pulg. una fuente para hornear cuadrada, unte 1/4 taza de salsa para espagueti.
Cubra con la mezcla de pasta, la salsa restante y el queso mozzarella.
Tape y hornee a 375 ° durante 45 minutos. Descubrir; hornee hasta que el termómetro marque 160 °, 5-10 minutos más.

11. Lasaña de verduras

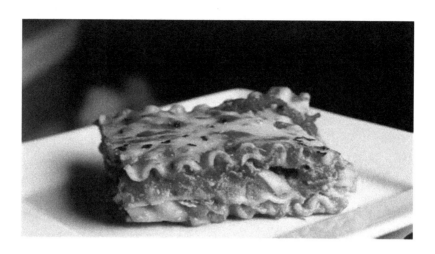

Ingredientes

1 paquete (16 onzas) de zanahorias en rodajas congeladas
1/4 taza de cebolla finamente picada
2 cucharadas de mantequilla
1 taza de queso ricotta
1/4 cucharadita de sal y pimienta

CAPA DE ESPINACAS:

2 chalotas picadas
1 cucharada de aceite de oliva
2 paquetes (10 onzas cada uno) de espinacas picadas congeladas, descongeladas y exprimidas en seco
1 taza de queso ricotta
1 huevo grande
1/4 cucharadita de sal y pimienta

CAPA DE BERENJENA:

1 berenjena mediana, pelada y cortada en rodajas de 1/4 de pulgada
3 dientes de ajo picados
6 cucharadas de aceite de oliva
1/2 cucharadita de sal
2-1 / 2 tazas de salsa marinara
12 fideos de lasaña, cocidos y escurridos
1/4 taza de albahaca fresca picada
4 tazas de queso mozzarella semidescremado, rallado
3 tazas de queso parmesano rallado

Direcciones

Cocine las zanahorias de acuerdo con las instrucciones del paquete; escurrir y enfriar. En una sartén pequeña, saltee la cebolla en mantequilla hasta que esté tierna. En un procesador de alimentos, tritura las zanahorias, la cebolla, el ricotta, la sal y la pimienta. En la misma sartén, saltee las chalotas en aceite hasta que estén tiernas. En un procesador de alimentos, triturar las chalotas, las espinacas, la ricota, el huevo, la sal y la pimienta.
En una sartén grande, cocine la berenjena y el ajo en aceite a fuego medio en tandas durante 7-10 minutos o hasta que estén tiernos; drenar. Espolvorea con sal.

Unte 1/2 taza de salsa marinara en un plato engrasado de 13x9 pulg. Plato de hornear. Capa con 4 fideos, mezcla de zanahoria, 1/2 taza de salsa, 1 cucharada de albahaca, 1 taza de mozzarella y 3/4 taza de parmesano. Cubra con 4 fideos, berenjena, 1/2 taza de salsa, 1 cucharada de albahaca, 1 taza de mozzarella y 3/4 taza de parmesano.

Cubra con los fideos restantes, la mezcla de espinacas, 1/2 taza de salsa, 1 cucharada de albahaca, 1 taza de mozzarella y 3/4 taza de parmesano. Cubra con la salsa restante, la albahaca, la mozzarella y el parmesano (el plato estará lleno).

Tape y hornee a 350 ° durante 1 hora. Descubrir; hornee por 15 minutos más o hasta que esté burbujeante. Deje reposar 15 minutos antes de servir.

12. Fettuccine con salsa de frijoles negros

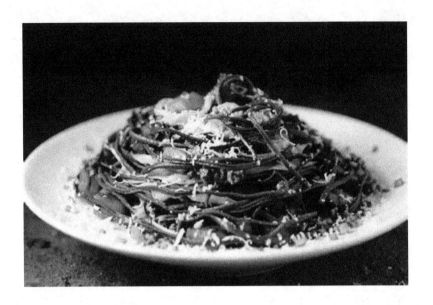

Ingredientes

6 onzas de fettuccine crudo
1 pimiento verde pequeño, picado
1 cebolla pequeña picada
1 cucharada de aceite de oliva
2 tazas de salsa para pasta estilo jardín
1 lata (15 onzas) de frijoles negros, enjuagados y
escurridos
2 cucharadas de albahaca fresca picada o 2
cucharaditas de albahaca seca
1 cucharadita de orégano seco
1/2 cucharadita de semillas de hinojo
1/4 cucharadita de sal de ajo
1 taza de queso mozzarella semidescremado rallado
Albahaca fresca picada adicional, opcional

Direcciones

Cocine los fettuccine de acuerdo con las instrucciones
del paquete. Mientras tanto, en una cacerola grande,
saltee el pimiento verde y la cebolla en aceite hasta
que estén tiernos. Agregue la salsa para pasta, los
frijoles negros y los condimentos.
Llevar a hervir. Reducir el fuego; cocine a fuego lento,
sin tapar, durante 5 minutos. Escurre las fettuccine.
Cubra con salsa y espolvoree con queso. Si lo desea,
cubra con albahaca fresca picada.

13. Pasta con Espárragos

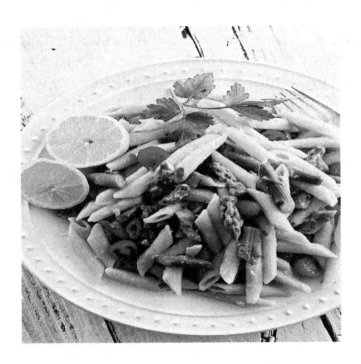

Ingredientes

5 dientes de ajo picados
1/4 a 1/2 cucharadita de hojuelas de pimiento rojo triturado
2 a 3 pizcas de salsa de pimiento picante
1/4 taza de aceite de oliva
1 cucharada de mantequilla
1 libra de espárragos frescos, cortados en trozos de 1-1 / 2 pulgadas
Sal al gusto
1/4 cucharadita de pimienta
1/4 taza de queso parmesano rallado
1/2 libra de mostaccioli o macarrones de codo, cocidos y escurridos

Direcciones

En una sartén grande de hierro fundido u otra sartén pesada, cocine el ajo, las hojuelas de pimiento rojo y la salsa de pimiento picante en aceite y mantequilla durante 1 minuto. Agrega los espárragos, sal y pimienta; saltee hasta que los espárragos estén tiernos pero crujientes, de 8 a 10 minutos. Agrega el queso. Vierta sobre la pasta caliente y revuelva para cubrir. Servir inmediatamente.

14. Sándwiches de queso de cabra asado y rúcula

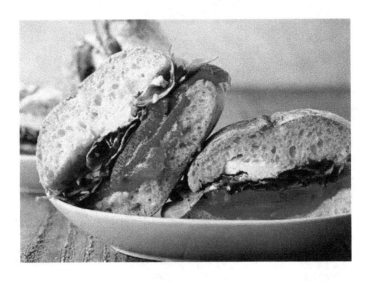

Ingredientes

1/2 taza de pesto de tomate secado al sol
8 rebanadas de pan de masa madre
1-1 / 2 tazas de pimientos rojos dulces asados,
escurridos y secos
8 rebanadas de queso mozzarella semidescremado
1/2 taza de queso de cabra desmenuzado
1 taza de rúcula fresca
1/4 taza de mantequilla ablandada

Direcciones

Unte el pesto sobre cuatro rebanadas de pan. Cubra
con pimientos, queso mozzarella, queso de cabra y
rúcula; cubra con el pan restante. Unte la parte
exterior de los sándwiches con mantequilla.

En una sartén grande, tueste los sándwiches a fuego medio durante 3-4 minutos por cada lado o hasta que se doren y el queso se derrita.

15. Brochetas de ensalada Caprese

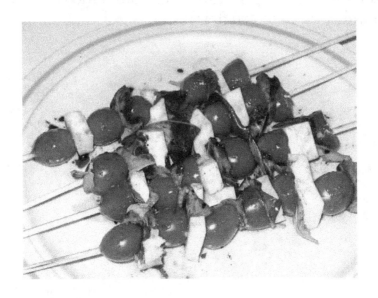

Ingredientes

24 tomates uva
12 bolas de queso mozzarella fresco del tamaño de
una cereza
24 hojas frescas de albahaca
2 cucharadas de aceite de oliva
2 cucharaditas de vinagre balsámico

Direcciones

En cada una de las 12 brochetas de aperitivo, ensarte
alternativamente 2 tomates, 1 bola de queso y 2 hojas
de albahaca. Batir el aceite de oliva y el vinagre; rocíe
sobre las brochetas.

16. Ensalada Italiana con Vinagreta de Limón

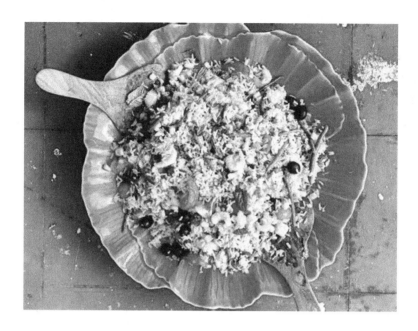

Ingredientes

1 paquete (5 onzas) de lechugas mixtas de primavera
1 cebolla morada pequeña, finamente rebanada
1 taza de champiñones frescos en rodajas
1 taza de aceitunas variadas, sin hueso y picadas en trozos grandes
8 pepperoncini
Coberturas opcionales: tomates picados, zanahorias ralladas y queso parmesano rallado

VINAGRETA:
1/3 taza de aceite de oliva virgen extra
3 cucharadas de jugo de limón
1 cucharadita de condimento italiano
1/4 cucharadita de sal

1/4 cucharadita de pimienta
Direcciones

En un tazón grande, combine los primeros cinco ingredientes; revuelva ligeramente. Si lo desea, agregue ingredientes.
En un tazón pequeño, bata los ingredientes de la vinagreta hasta que se mezclen. Sirve con ensalada.

17. Focaccia de verduras y queso

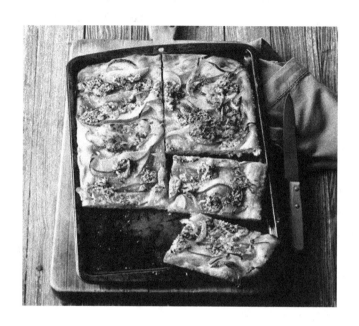

Ingredientes

1 taza de agua (70 ° a 80 °)
4-1 / 2 cucharaditas de aceite de oliva
4-1 / 2 cucharaditas de azúcar
2 cucharaditas de orégano seco
1-1 / 4 cucharaditas de sal
3-1 / 4 tazas de harina de pan
1-1 / 2 cucharaditas de levadura seca activa
ADICIÓN:
1 cucharada de aceite de oliva
1 cucharada de albahaca seca
2 tomates medianos, en rodajas finas
1 cebolla mediana, finamente rebanada
1 taza de brócoli picado congelado, descongelado
1/4 cucharadita de sal

1/4 cucharadita de pimienta
3/4 taza de queso parmesano rallado
1 taza de queso mozzarella semidescremado rallado

Direcciones

En el molde de la máquina de pan, coloque los primeros siete ingredientes en el orden sugerido por el fabricante. Seleccione la configuración de la masa (verifique la masa después de 5 minutos de mezcla; agregue 1-2 cucharadas de agua o harina si es necesario).
Cuando termine el ciclo, voltee la masa sobre una superficie ligeramente enharinada. Golpea la masa. Enrolle en un 13x9-in. rectángulo; transferir a un 13x9-pulg. una fuente para hornear cubierta con aceite en aerosol.
Para cubrir, unte la masa con aceite de oliva; espolvorear con albahaca. Cubra con los tomates, la cebolla y el brócoli; espolvorear con sal, pimienta y queso parmesano. Cubra y deje crecer en un lugar cálido hasta que se duplique, aproximadamente 30 minutos.
Hornee a 350 ° durante 20 minutos. Espolvorea con queso mozzarella; hornee por 10-15 minutos más o hasta que se doren y el queso se derrita.

18. Pizza vegetariana a la parrilla

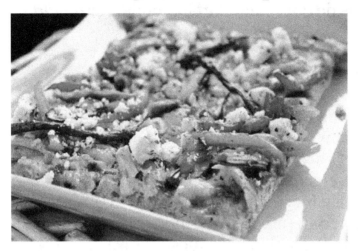

Ingredientes

8 champiñones frescos pequeños, cortados por la mitad
1 calabacín pequeño, cortado en rodajas de 1/4 de pulgada
1 pimiento amarillo dulce pequeño, cortado en rodajas
1 pimiento rojo dulce pequeño, cortado en rodajas
1 cebolla pequeña, en rodajas
1 cucharada de vinagre de vino blanco
1 cucharada de agua
4 cucharaditas de aceite de oliva, divididas
2 cucharaditas de albahaca fresca picada o 1/2 cucharadita de albahaca seca
1/4 cucharadita de sal
1/4 cucharadita de pimienta
1 masa de pizza integral precocida de 30 cm (30 cm) de grosor
1 lata (8 onzas) de salsa para pizza

2 tomates pequeños, picados
2 tazas de queso mozzarella semidescremado rallado

Direcciones

En un tazón grande, combine los champiñones, el calabacín, los pimientos, la cebolla, el vinagre, el agua, 3 cucharaditas de aceite y los condimentos. Transfiera a un wok a la parrilla o una canasta. Ase, tapado, a fuego medio durante 8-10 minutos o hasta que estén tiernos, revolviendo una vez.
Prepare la parrilla para fuego indirecto. Unte la corteza con el aceite restante; untar con salsa para pizza. Cubra con verduras asadas, tomates y queso. Ase, tapado, a fuego medio indirecto durante 10-12 minutos o hasta que los bordes estén ligeramente dorados y el queso se derrita. Gire la pizza a la mitad de la cocción para asegurar una base dorada uniformemente.

19. Timbales Orzo con Queso Fontina

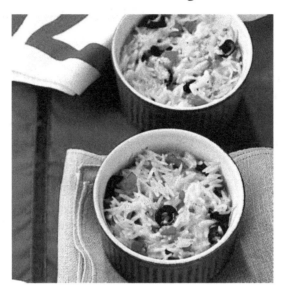

Ingredientes

1 taza de pasta orzo cruda
1-1 / 2 tazas de queso fontina rallado
1/2 taza de pimientos rojos dulces asados finamente picados
1 lata (2-1 / 4 onzas) de aceitunas maduras en rodajas, escurridas
2 huevos grandes
1-1 / 2 tazas de leche al 2%
1/4 cucharadita de sal
1/8 cucharadita de nuez moscada molida
Perejil fresco picado, opcional

Direcciones

Precalienta el horno a 350 °. Cocine el orzo de acuerdo con las instrucciones del paquete para al dente; drenar. Transfiera a un tazón. Agregue el queso, los pimientos y las aceitunas. Dividir entre seis de 10 oz engrasados. moldes o tazas para natillas. Coloque los moldes en una bandeja para hornear. En un tazón pequeño, bata los huevos, la leche, la sal y la nuez moscada; vierta sobre la mezcla de orzo. Hornee de 30 a 35 minutos o hasta que estén doradas. Deje reposar 5 minutos antes de servir. Si lo desea, pase un cuchillo por los lados de los moldes e inviértalo en platos para servir. Si lo desea, espolvoree con perejil.

20. Sopa de Arroz Arborio y Frijoles Blancos

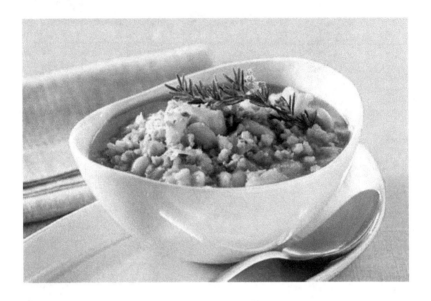

Ingredientes

1 cucharada de aceite de oliva
3 dientes de ajo picados
3/4 taza de arroz arborio crudo
1 caja (32 onzas) de caldo de verduras
3/4 cucharadita de albahaca seca
1/2 cucharadita de tomillo seco
1/4 de cucharadita de orégano seco
1 paquete (16 onzas) de mezcla de brócoli y coliflor congelada
1 lata (15 onzas) de frijoles cannellini, enjuagados y escurridos
2 tazas de espinacas tiernas frescas
Rodajas de limón, opcional

Direcciones

En una cacerola grande, caliente el aceite a fuego medio; sofreír el ajo 1 minuto. Agrega el arroz; cocine y revuelva durante 2 minutos. Agregue el caldo y las hierbas; llevar a hervir. Reducir el fuego; cocine a fuego lento, tapado, hasta que el arroz esté al dente, aproximadamente 10 minutos.
Agregue las verduras y los frijoles congelados; cocine, tapado, a fuego medio hasta que esté completamente caliente y el arroz esté tierno, de 8 a 10 minutos, revolviendo ocasionalmente. Agregue las espinacas hasta que se ablanden. Si lo desea, sírvalo con rodajas de limón.

21. Linguini de aceitunas y pimientos rojos

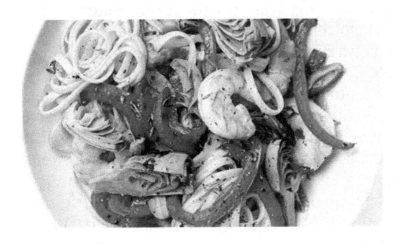

Ingredientes

8 onzas de linguini crudo
1 pimiento rojo dulce mediano, picado
3/4 taza de champiñones frescos en rodajas
1/2 taza de cebolla picada
1-1 / 2 cucharaditas de ajo picado
1 cucharada de aceite de canola
15 aceitunas rellenas de pimiento, en rodajas
1 cucharada de mantequilla

Direcciones

Cocine los linguini de acuerdo con las instrucciones
del paquete. Mientras tanto, en una sartén grande,
sofría el pimiento rojo, los champiñones, la cebolla y
el ajo en aceite hasta que estén tiernos. Escurrir
linguini; agregar a la sartén. Agregue las aceitunas y
la mantequilla; calor a través.

22. Frittata de Champiñones Caramelizados y Cebolla

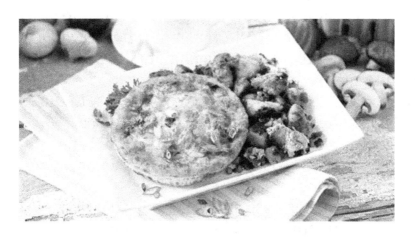

Ingredientes

1 libra de champiñones frescos en rodajas
1 cebolla morada mediana, picada
3 cucharadas de mantequilla
3 cucharadas de aceite de oliva
1 chalota picada
1 diente de ajo picado
1/2 taza de queso cheddar rallado
1/4 taza de queso parmesano rallado
8 huevos grandes
3 cucharadas de crema batida espesa
1/4 cucharadita de sal
1/4 cucharadita de pimienta

Direcciones

En un 10 pulg. sartén refractaria, saltee los champiñones y la cebolla en mantequilla y aceite hasta que se ablanden.

Reduce el calor a medio-bajo; cocine durante 30 minutos o hasta que estén bien dorados, revolviendo ocasionalmente. Agregue la chalota y el ajo; cocine 1 minuto más.

Reducir el fuego; espolvorear con quesos. En un tazón grande, bata los huevos, la nata, la sal y la pimienta; verter sobre la parte superior. Tape y cocine durante 4-6 minutos o hasta que los huevos estén casi listos.

Destape la sartén. Ase a 3-4 pulgadas del fuego durante 2-3 minutos o hasta que los huevos estén completamente listos. Deje reposar durante 5 minutos. Cortar en gajos.

23. Pizza blanca con tomates asados

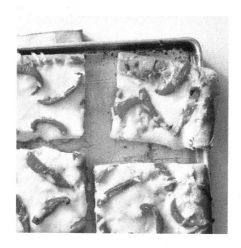

Ingredientes

4 tomates ciruela (aproximadamente 1 libra),
cortados a lo largo en rodajas de 1/2 pulgada y sin
semillas
1/4 taza de aceite de oliva
1 cucharadita de azucar
1/2 cucharadita de sal

CORTEZA:

2 cucharadas de aceite de oliva
1 cebolla grande, finamente picada
(aproximadamente 1 taza)
2 cucharaditas de albahaca seca
2 cucharaditas de tomillo seco
1 cucharadita de romero seco, triturado
1 paquete (1/4 onza) de levadura seca activa
1 taza de agua tibia (110 ° a 115 °)
5 cucharadas de azúcar

1/4 taza de aceite de oliva

1-1 / 2 cucharaditas de sal

3-1 / 4 a 3-3 / 4 tazas de harina para todo uso

ADICIÓN:

1 taza de queso ricotta de leche entera

3 dientes de ajo picados

1/2 cucharadita de sal

1/2 cucharadita de condimento italiano

2 tazas de queso mozzarella semidescremado rallado

Direcciones

Precaliente el horno a 250 °. En un bol, mezcle los tomates con aceite, azúcar y sal. Transfiera a una taza engrasada de 15x10x1 pulg. bandeja para hornear. Ase 2 horas o hasta que los tomates estén blandos y ligeramente arrugados.

Para la base, en una sartén grande, caliente el aceite a fuego medio-alto. Agrega la cebolla; cocine y revuelva de 3 a 4 minutos o hasta que estén tiernos. Agrega las hierbas. Déjelo enfriar un poco.

En un tazón pequeño, disuelva la levadura en agua tibia. En un tazón grande, combine el azúcar, el aceite, la sal, la mezcla de levadura y 1 taza de harina; batir a velocidad media hasta que quede suave.

Agregue la mezcla de cebolla y suficiente harina restante para formar una masa suave (la masa quedará pegajosa).

Coloque la masa sobre una superficie enharinada; amase hasta que quede suave y elástico, alrededor de 6-8 minutos. Colocar en un bol engrasado, volteando una vez para engrasar la parte superior. Cubra con una envoltura de plástico y deje crecer en un lugar cálido hasta que casi se duplique, aproximadamente 1-1 / 2 horas.

Precaliente el horno a 400 °. Engrase una capa de 15x10x1 pulg. bandeja para hornear. Golpee la masa; rollo para encajar en la parte inferior y 1/2 pulg. por los lados de la sartén. Cubrir; Deje reposar 10 minutos. Hornee de 10 a 12 minutos o hasta que los bordes estén ligeramente dorados.

En un tazón pequeño, mezcle el queso ricotta, el ajo, la sal y el condimento italiano. Esparcir sobre la corteza; cubra con tomates asados y queso mozzarella. Hornee de 12 a 15 minutos o hasta que la corteza esté dorada y el queso se derrita.

24. Risotto verde primaveral

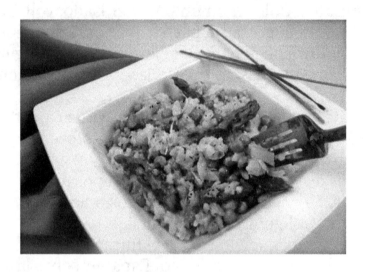

Ingredientes

1 caja (32 onzas) de caldo de verduras
1 a 1-1 / 2 tazas de agua
1 cucharada de aceite de oliva
2 tazas de champiñones frescos en rodajas
1 cebolla mediana picada
1-1 / 2 tazas de arroz arborio crudo
2 dientes de ajo picados
1/2 taza de vino blanco o caldo de verduras adicional
1 cucharadita de tomillo seco
3 tazas de espinacas tiernas frescas
1 taza de guisantes congelados
3 cucharadas de queso parmesano rallado
1 cucharada de vinagre de vino tinto
1/2 cucharadita de sal
1/4 cucharadita de pimienta

Direcciones

En una cacerola grande, hierva el caldo y el agua a fuego lento; mantener caliente. En un horno holandés, caliente el aceite a fuego medio-alto. Agrega los champiñones y la cebolla; cocine y revuelva de 5 a 7 minutos o hasta que estén tiernos. Agrega el arroz y el ajo; cocine y revuelva 1-2 minutos o hasta que el arroz esté cubierto.
Agrega el vino y el tomillo. Reduzca el fuego para mantener un hervor lento; cocine y revuelva hasta que se absorba el vino. Agregue la mezcla de caldo caliente, 1/2 taza a la vez, cocinando y revolviendo después de cada adición hasta que el caldo se haya absorbido; continúe hasta que el arroz esté tierno pero firme al bocado y la mezcla esté cremosa. Agregue las espinacas, los guisantes, el queso, el vinagre, la sal y la pimienta; calor a través. Servir inmediatamente.

25. Tortellini de queso con nueces

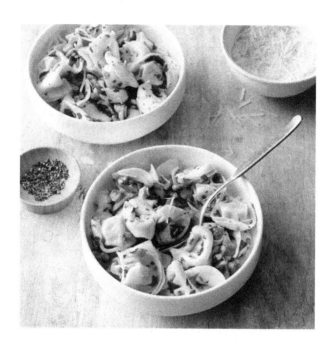

Ingredientes

1 paquete (9 onzas) de tortellini de queso refrigerado
1/2 taza de mantequilla, en cubos
1/2 taza de perejil fresco picado
1/3 taza de nueces picadas, tostadas
1/4 taza de queso parmesano rallado
Pimienta molida gruesa al gusto
Direcciones
Cocine los tortellini de acuerdo con las instrucciones
del paquete; escurrir y mantener caliente. En la
misma sartén, derrita la mantequilla. Agregue los
tortellini, el perejil y las nueces; revuelva para cubrir.
Espolvorea con queso y pimienta.

26. Salteado de tomate cherry y mozzarella

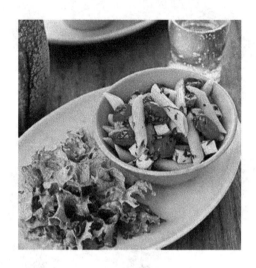

Ingredientes

2 cucharaditas de aceite de oliva
1/4 taza de chalotas picadas
1 cucharadita de tomillo fresco picado
1 diente de ajo picado
2-1 / 2 tazas de tomates cherry, cortados por la mitad
1/4 cucharadita de sal
1/4 cucharadita de pimienta
4 onzas de queso mozzarella fresco, cortado en cubos
de 1/2 pulgada

Direcciones
En una sartén grande, caliente el aceite a fuego
medio-alto; sofreír las chalotas con tomillo hasta que
estén tiernas. Agrega el ajo; cocine y revuelva durante
1 minuto. Agrega los tomates, la sal y la pimienta;
calor a través. Retírelo del calor; agregue el queso.

27. Tomates Marinados Sabrosos

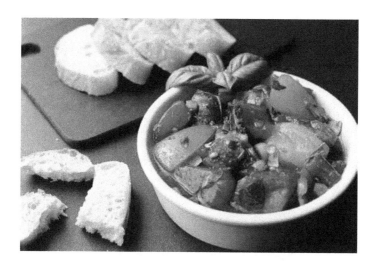

Ingredientes

3 tomates frescos grandes o 5 medianos, en rodajas
gruesas
1/3 taza de aceite de oliva
1/4 taza de vinagre de vino tinto
1 cucharadita de sal, opcional
1/4 cucharadita de pimienta
1/2 diente de ajo picado
2 cucharadas de cebolla picada
1 cucharada de perejil fresco picado
1 cucharada de albahaca fresca picada o 1 cucharadita
de albahaca seca

Direcciones
Coloque los tomates en un plato grande y poco
profundo. Combine los ingredientes restantes en un
frasco; cubra bien y agite bien. Vierta sobre las
rodajas de tomate. Cubra y refrigere por varias horas.

28. Ravioli de queso con verduras

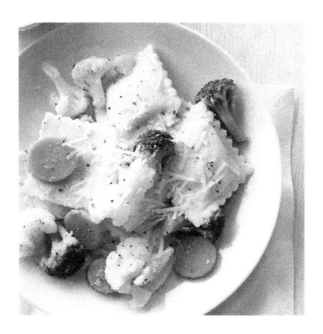

Ingredientes

1 paquete (25 onzas) de ravioles de queso congelados
1 paquete (16 onzas) de vegetales congelados de
mezcla de California
1/4 taza de mantequilla derretida
1/4 de cucharadita de mezcla de condimentos sin sal
1/4 taza de queso parmesano rallado

Direcciones

Llene una de 6 cuartos de galón. olla dos tercios llena
de agua; llevar a hervir. Agrega los ravioles y las
verduras; volver a hervir. Cocine de 6 a 8 minutos o
hasta que los ravioles y las verduras estén tiernos;
drenar.

Incorpora la mantequilla con cuidado. Espolvoree con la mezcla de condimentos y el queso.

29. Hongos italianos

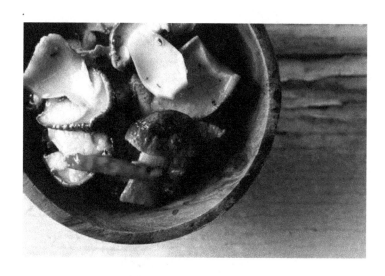

Ingredientes

1 libra de champiñones frescos medianos
1 cebolla grande, en rodajas
1/2 taza de mantequilla derretida
1 sobre de mezcla de aderezo para ensaladas italianas

Direcciones

En un envase de 3 cuartos de galón. olla de cocción lenta, capa de champiñones y cebolla. Combine la mantequilla y la mezcla de aderezo para ensaladas; vierta sobre las verduras. Tape y cocine a fuego lento hasta que las verduras estén tiernas, 4-5 horas. Sirve con una espumadera.

30. Tortellini con Espárragos y Limón

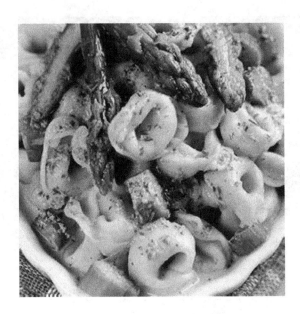

Ingredientes

2 paquetes (9 onzas cada uno) de tortellini de queso refrigerados
3 cucharadas de mantequilla
1 cucharada de aceite de oliva
2 tazas de espárragos frescos cortados (trozos de 2 pulgadas)
3 dientes de ajo picados
1/8 cucharadita de pimienta
2 cucharaditas de cebollino picado
1 cucharadita de perejil fresco picado
1/2 cucharadita de eneldo fresco picado
1/2 cucharadita de ralladura de limón
2 cucharadas de jugo de limón
2/3 taza de queso feta desmenuzado
1/3 taza de queso parmesano rallado

Direcciones

Cocine los tortellini de acuerdo con las instrucciones del paquete. Mientras tanto, en una sartén grande, caliente la mantequilla y el aceite a fuego medio-alto. Agrega los espárragos; cocine y revuelva de 3 a 4 minutos o hasta que estén tiernos pero crujientes. Agrega el ajo y la pimienta; cocine 1 minuto más. Retírelo del calor; agregue las hierbas, la ralladura de limón y el jugo de limón. Escurrir los tortellini; transferir a un tazón grande. Agregue los quesos y la mezcla de espárragos.

31. Pizza de espinacas y alcachofas

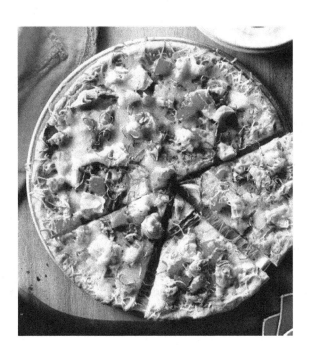

Ingredientes

1-1 / 2 a 1-3 / 4 tazas de harina de trigo integral blanca
1-1 / 2 cucharaditas de levadura en polvo
1/4 cucharadita de sal
1/4 cucharadita de albahaca seca, orégano y perejil en hojuelas
3/4 taza de cerveza o cerveza sin alcohol

ADORNOS:
1-1 / 2 cucharaditas de aceite de oliva
1 diente de ajo picado
2 tazas de mezcla de queso italiano rallado
2 tazas de espinacas tiernas frescas

1 lata (14 onzas) de corazones de alcachofa en cuartos empacados en agua, escurridos y picados en trozos grandes
2 tomates medianos, sin semillas y picados en trozos grandes
2 cucharadas de albahaca fresca en rodajas finas

Direcciones

Precaliente el horno a 425 °. En un tazón grande, bata 1-1 / 2 taza de harina, polvo de hornear, sal y hierbas secas hasta que se mezclen. Agregue la cerveza, revolviendo hasta que se humedezca.
Coloque la masa sobre una superficie bien enharinada; amase suavemente de 6 a 8 veces, agregando más harina si es necesario. Presione la masa para que quepa en un molde engrasado de 30 cm. sartén para pizza. Pellizque el borde para formar un borde. Hornee hasta que el borde esté ligeramente dorado, aproximadamente 8 minutos.
Mezcle el aceite y el ajo; esparcir sobre la corteza. Espolvorea con 1/2 taza de queso; capa con espinacas, corazones de alcachofa y tomates. Espolvorea con el queso restante. Hornee hasta que la corteza esté dorada y el queso se derrita, de 8 a 10 minutos. Espolvorea con albahaca fresca.

32. Lasaña de verduras

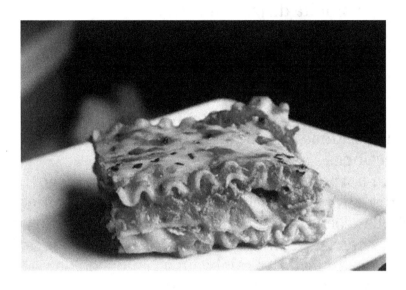

Ingredientes

1/4 taza de aceite de oliva
1 pimiento rojo dulce mediano, cortado en juliana
1 zanahoria mediana, rallada
1 cebolla pequeña picada
5 tomates ciruela picados
1-1 / 2 tazas de champiñones frescos en rodajas
1 calabaza de verano amarilla pequeña, cortada en rodajas de 1/4 de pulgada
1 calabacín pequeño, cortado en rodajas de 1/4 de pulgada
3 dientes de ajo picados
1 lata (12 onzas) de pasta de tomate
1 taza de caldo de verduras
2 cucharadas de azúcar morena
2 cucharaditas de orégano seco
2 cucharaditas de albahaca seca

1 cucharadita de sal

1/2 cucharadita de tomillo seco

1/4 cucharadita de pimienta

6 fideos de lasaña

1 huevo grande, ligeramente batido

1 taza de queso ricotta

1 taza de queso mozzarella semidescremado rallado

1/3 taza de queso parmesano rallado

2 cucharaditas de condimento italiano

Direcciones

En un horno holandés, caliente el aceite a fuego medio-alto. Agrega el pimiento rojo, la zanahoria y la cebolla; cocine y revuelva hasta que estén tiernos y crujientes. Agregue los tomates, los champiñones, la calabaza amarilla, el calabacín y el ajo; cocine y revuelva hasta que las calabazas estén tiernas pero crujientes.

Agregue la pasta de tomate, el caldo, el azúcar morena y los condimentos. Llevar a hervir. Reducir el fuego; cocine a fuego lento, sin tapar, 30 minutos, revolviendo ocasionalmente. Mientras tanto, cocine los fideos de acuerdo con las instrucciones del paquete; drenar.

Precalienta el horno a 350 °. En un tazón pequeño, mezcle el huevo y el queso ricotta. Unte 1 taza de la mezcla de verduras en un plato engrasado de 8 pulgadas. fuente de horno cuadrada. Coloque una capa con dos fideos (recorte para que quepan en la sartén), la mitad de la mezcla de ricotta, aproximadamente 1-1 / 2 tazas de mezcla de verduras y dos fideos adicionales. Cubra con la mezcla restante de ricotta, los fideos y la mezcla de verduras.

Espolvorea con quesos y condimentos italianos. Hornee, sin tapar, de 30 a 35 minutos o hasta que burbujee y el queso se derrita. Deje reposar 5 minutos antes de servir.

33. Minestrone abundante sin carne

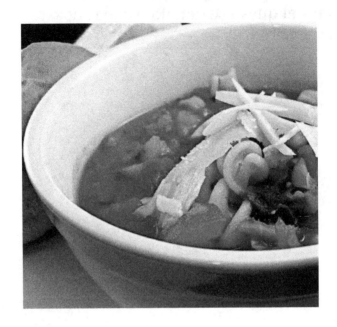

Ingredientes

1 cebolla grande picada
3 cucharadas de aceite de oliva
2 costillas de apio picadas
2 zanahorias medianas, picadas
1 taza de repollo picado
1 pimiento verde mediano, picado
1 calabacín mediano, picado
6 dientes de ajo picados
3-1 / 2 tazas de agua
2 latas (14-1 / 2 onzas cada una) de tomates cortados en cubitos, sin escurrir
1 lata (15 onzas) de garbanzos o garbanzos, enjuagados y escurridos
1 lata (15 onzas) de puré de tomate

1 lata (8 onzas) de salsa de tomate
3 cucharadas de hojuelas de perejil seco
2 cucharaditas de albahaca seca
2 cucharaditas de orégano seco
1 cucharadita de sal
1/2 cucharadita de pimienta
1/4 cucharadita de pimienta de cayena
1/2 taza de conchas de pasta pequeñas
Hojas de albahaca fresca y queso parmesano rallado, opcional

Direcciones

En un horno holandés, saltee la cebolla en aceite durante 2 minutos. Agrega el apio, la zanahoria, el repollo, el pimiento verde, el calabacín y el ajo; saltee 3 minutos más. Agregue el agua, los tomates, los frijoles, el puré de tomate, la salsa de tomate y los condimentos. Llevar a hervir. Reducir el fuego; tape y cocine a fuego lento durante 15 minutos.
Agrega la pasta; cocine de 12 a 15 minutos más o hasta que estén tiernas. Decore cada porción con albahaca y queso si lo desea.

34. Pan de queso italiano

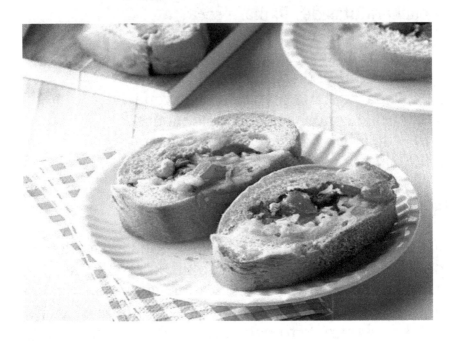

Ingredientes

1 hogaza (1 libra) de pan francés
2 tazas de tomates frescos cortados en cubitos
1 taza de queso mozzarella semidescremado rallado
1 taza de queso cheddar rallado
1 cebolla mediana, finamente picada
1/4 taza de queso romano rallado
1/4 taza de aceitunas maduras picadas
1/4 taza de aderezo para ensaladas italianas
1 cucharadita de albahaca fresca picada o 1/4 de
cucharadita de albahaca seca
1 cucharadita de orégano fresco picado o 1/4 de
cucharadita de orégano seco

Direcciones

Precalienta el horno a 350 °. Corta la mitad superior de la barra de pan. Ahueque con cuidado ambas mitades de la hogaza, dejando 1/2 pulgada. cáscara (deseche el pan extraído o guárdelo para otro uso). Combine los ingredientes restantes. Vierta con una cuchara en la mitad inferior del pan, amontonando según sea necesario; reemplace la parte superior. Envuelva en papel de aluminio. Hornee hasta que el queso se derrita, unos 25 minutos. Cortar y servir tibio.

35. Sopa de espinacas y tortellini

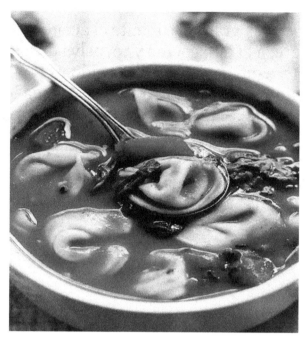

Ingredientes

1 cucharadita de aceite de oliva
2 dientes de ajo picados
1 lata (14-1 / 2 onzas) de tomates cortados en cubitos
sin sal agregada, sin escurrir
3 latas (14-1 / 2 onzas cada una) de caldo de verduras
2 cucharaditas de condimento italiano
1 paquete (9 onzas) de tortellini de queso refrigerado
4 tazas de espinacas tiernas frescas
Queso parmesano rallado
Pimienta recién molida

Direcciones

En una cacerola grande, caliente el aceite a fuego
medio. Agrega el ajo; cocine y revuelva durante 1
minuto. Agregue los tomates, el caldo y el
condimento italiano; llevar a hervir. Agrega los
tortellini; ponlo a fuego lento. Cocine, sin tapar, hasta
que los tortellini estén tiernos, de 7 a 9 minutos.
Agrega las espinacas. Espolvoree las porciones con
queso y pimienta.

36. Ensalada de tomate y mozzarella fresca

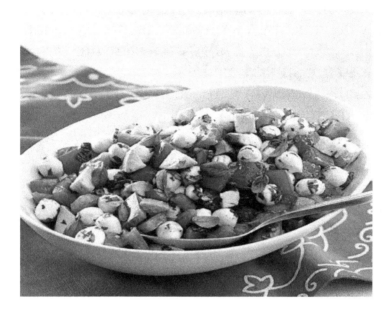

Ingredientes

6 tomates ciruela picados
2 cartones (8 onzas cada uno) de perlas de queso mozzarella fresco, escurridas
1/3 taza de albahaca fresca picada
1 cucharada de perejil fresco picado
2 cucharaditas de menta fresca picada
1/4 taza de jugo de limón
1/4 taza de aceite de oliva
3/4 cucharadita de sal
1/4 cucharadita de pimienta
2 aguacates maduros medianos, pelados y picados

Direcciones

En un tazón grande, combine los tomates, el queso, la albahaca, el perejil y la menta; dejar de lado.

En un tazón pequeño, bata el jugo de limón, el aceite, la sal y la pimienta. Vierta sobre la mezcla de tomate; revuelva para cubrir. Cubra y refrigere durante al menos 1 hora antes de servir.

Justo antes de servir, agregue los aguacates. Sirve con una espumadera.

37. Garden Cheddar Frittata

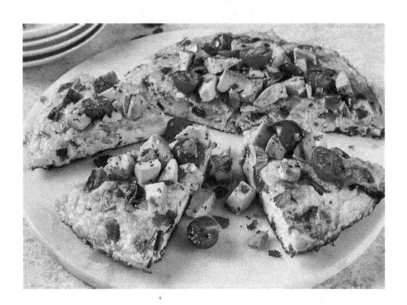

Ingredientes

2 papas pequeñas, peladas y cortadas en cubos de 1/2
pulgada
8 huevos grandes, ligeramente batidos
2 cucharadas de agua
1/4 cucharadita de sal
1/8 cucharadita de ajo en polvo
1/8 cucharadita de chile en polvo
1/8 cucharadita de pimienta
1 calabacín pequeño, picado
1/4 taza de cebolla picada
1 cucharada de mantequilla
1 cucharada de aceite de oliva
2 tomates pera, en rodajas finas
1 taza de queso cheddar fuerte

Cebollino picado y queso cheddar rallado adicional
Direcciones

Precaliente el horno a 425 °. Coloque las papas en una cacerola pequeña y cúbralas con agua. Llevar a hervir. Reducir el fuego; tape y cocine a fuego lento durante 5 minutos. Drenar. En un tazón grande, bata los huevos, el agua, la sal, el ajo en polvo, el chile en polvo y la pimienta; dejar de lado.
En un 10 pulg. En una sartén de hierro fundido u otra para horno, saltee el calabacín, la cebolla y las papas en mantequilla y aceite hasta que estén tiernas. Reducir el fuego. Vierta 1-1 / 2 taza de la mezcla de huevo en la sartén. Coloca la mitad de los tomates encima; espolvorear con 1/2 taza de queso. Cubra con la mezcla de huevo restante, los tomates y el queso. Hornee, sin tapar, hasta que los huevos estén completamente listos, de 12 a 15 minutos. Deje reposar 5 minutos. Espolvoree con cebollino y queso cheddar adicional. Cortar en gajos.

38. Ensalada Caprese de Aceitunas

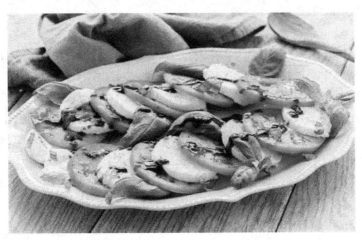

Ingredientes

1 taza más 2 cucharadas de vinagre de vino tinto, cantidad dividida

1/2 taza de azucar

1 anís estrellado entero

3/4 taza de cebolla morada en rodajas finas (aproximadamente 1/2 mediana)

2 libras de tomates heirloom medianos, cortados en gajos

2 tazas de tomates cherry heirloom, cortados por la mitad

1 taza de aceitunas verdes sin hueso, cortadas por la mitad

8 onzas de queso mozzarella fresco, en rodajas y en mitades

1 cucharada de albahaca fresca picada, estragón, menta y cilantro

1 chile serrano, en rodajas finas

1/4 taza de aceite de oliva

2 cucharadas de jugo de lima
1-1 / 2 cucharaditas de ralladura de lima
1/4 cucharadita de sal, opcional

Direcciones

En una cacerola pequeña, combine 1 taza de vinagre, azúcar y anís estrellado. Llevar a ebullición, revolviendo para disolver el azúcar. Retirar del fuego. Déjelo enfriar un poco; agregue la cebolla. Deje reposar durante 30 minutos.
En un tazón grande, combine los tomates, las aceitunas, el queso, las hierbas y el chile serrano. Retire el anís estrellado de la mezcla de cebolla; escurrir la cebolla, reservando 2 cucharadas de la marinada. (Deseche el adobo restante o guárdelo para otro uso). Agregue la cebolla a la mezcla de tomate. En un tazón pequeño, bata el aceite, el jugo de limón y la ralladura y el vinagre restante; vierta sobre la mezcla de tomate. Rocíe con la marinada reservada; revuelva suavemente para cubrir. Sazone con sal si lo desea. Servir inmediatamente.

39. Pastel de espinacas de Parma

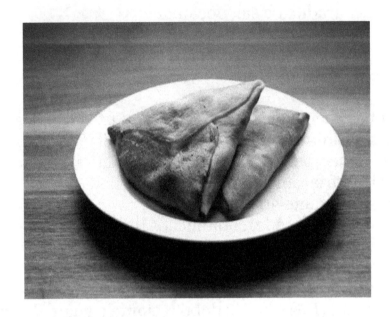

Ingredientes

2 tazas de picatostes sazonados, triturados en trozos grandes
1/4 taza de mantequilla derretida
1 paquete (10 onzas) de espinaca picada congelada, descongelada y exprimida
1 taza de requesón al 4%
1 taza de queso Monterey Jack rallado
3 huevos grandes, batidos
6 cucharadas de queso parmesano rallado, dividido
2 cucharadas de crema agria
1/2 cucharadita de cebolla picada seca
1/2 cucharadita de sal de ajo
Tomates en rodajas, opcional

Direcciones

En un tazón, combine los picatostes y la mantequilla.
Presione en la parte inferior de un 9 pulgadas sin
engrasar. plato de tarta. En un tazón, combine las
espinacas, el requesón, el queso Monterey Jack, los
huevos, 1/4 taza de queso parmesano, la crema agria,
la cebolla y la sal de ajo. Vierta sobre la corteza.
Hornee a 350 ° durante 35 minutos.
Adorne con rodajas de tomate; espolvorear con el
queso parmesano restante. Deje reposar durante 5
minutos antes de cortar.

40. Sopa de tomate y tortellini

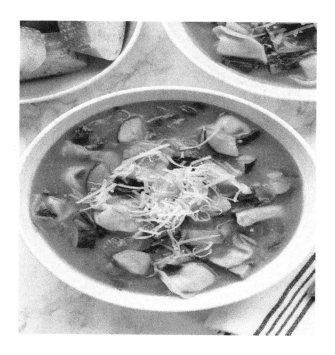

Ingredientes

1 paquete (9 onzas) de tortellini de queso refrigerado
2 latas (10-3 / 4 onzas cada una) de sopa de tomate
condensada reducida en sodio, sin diluir
2 tazas de caldo de verduras
2 tazas de leche al 2%
2 tazas de crema media y media
1/2 taza de tomates secados al sol empacados en
aceite, picados
1 cucharadita de cebolla en polvo
1 cucharadita de ajo en polvo
1 cucharadita de albahaca seca
1/2 cucharadita de sal
1/2 taza de queso parmesano rallado

Queso parmesano rallado adicional, opcional
Direcciones

Cocine los tortellini de acuerdo con las instrucciones
del paquete.
Mientras tanto, en un horno holandés, combine la
sopa, el caldo, la leche, la crema, los tomates y los
condimentos. Caliente, revolviendo con frecuencia.
Escurrir los tortellini; agregue con cuidado a la sopa.
Agrega el queso. Espolvoree cada porción con queso
adicional si lo desea.

41. Calabacín relleno a la parrilla

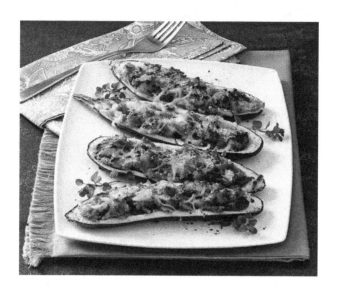

Ingredientes

4 calabacines medianos
5 cucharaditas de aceite de oliva, divididas
2 cucharadas de cebolla morada finamente picada
1/4 de cucharadita de ajo picado
1/2 taza de pan rallado seco
1/2 taza de queso mozzarella semidescremado rallado
1 cucharada de menta fresca picada
1/2 cucharadita de sal
3 cucharadas de queso parmesano rallado

Direcciones

Corta el calabacín por la mitad a lo largo; saque la pulpa, dejando 1/4 pulg. conchas. Cepille con 2 cucharaditas de aceite; dejar de lado. Picar la pulpa.

En una sartén grande, saltee la pulpa y la cebolla en el aceite restante. Agrega el ajo; cocine 1 minuto más.
Agrega el pan rallado; cocine y revuelva hasta que se doren, aproximadamente 2 minutos.
Retirar del fuego. Agregue el queso mozzarella, la menta y la sal. Vierta en las cáscaras de calabacín.
Espolvorea con queso parmesano.
Ase, tapado, a fuego medio hasta que el calabacín esté tierno, de 8 a 10 minutos.

42. Insalata Caprese

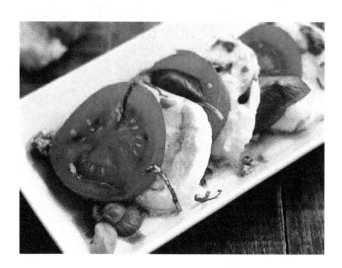

Ingredientes

2-1 / 2 libras de tomates ciruela (aproximadamente 10), cortados en trozos de 1 pulgada
1 caja (8 onzas) de perlas de queso mozzarella fresco
1/2 taza de aceitunas maduras sin hueso
3 cucharadas de aceite de oliva
1/4 taza de albahaca fresca en rodajas finas
2 cucharaditas de orégano fresco picado
1/2 cucharadita de sal
1/4 cucharadita de pimienta
Vinagre balsámico, opcional

Direcciones

En un tazón grande, mezcle los tomates, las perlas de queso y las aceitunas. Rocíe con aceite. Espolvorea con albahaca, orégano, sal y pimienta; revuelva para cubrir. Deje reposar 10 minutos antes de servir. Si lo desea, rocíe con vinagre.

43. Calzones de verduras

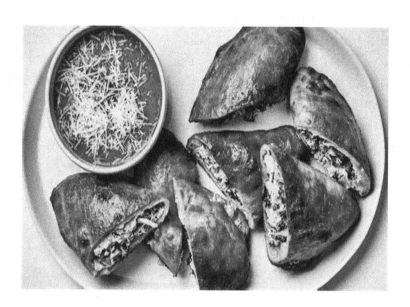

Ingredientes

1/2 libra de champiñones frescos, picados
1 cebolla mediana picada
1 pimiento verde mediano, picado
2 cucharadas de aceite de canola
3 tomates ciruela, sin semillas y picados
1 lata (6 onzas) de pasta de tomate
1 taza de queso Monterey Jack rallado
1 taza de queso mozzarella semidescremado rallado
1/2 taza de queso parmesano rallado
2 panes (1 libra cada uno) de masa de pan congelada, descongelada
1 huevo grande
1 cucharada de agua

Direcciones

En una sartén grande, saltee los champiñones, la cebolla y el pimiento verde en aceite hasta que estén tiernos. Agrega los tomates; cocine y revuelva por 3 minutos. Incorpora la pasta de tomate; dejar de lado. Combine los quesos y reserve.

Sobre una superficie ligeramente enharinada, dividir la masa en ocho trozos. Enrolle cada pieza en una forma de 7 pulgadas. circulo. Vierta 1/2 taza de mezcla de verduras y 1/4 taza de mezcla de queso sobre un lado de cada círculo. Cepille los bordes de la masa con agua; doble la masa sobre el relleno y presione los bordes con un tenedor para sellar.

Coloque los calzones a 3 pulgadas de distancia en bandejas para hornear engrasadas. Tape y deje reposar en un lugar cálido durante 20 minutos. Precaliente el horno a 375 °. Batir el huevo y el agua; cepillar los calzones. Hornee de 33 a 37 minutos o hasta que estén doradas.

Opción de congelación: Hornee los calzones 15 minutos y deje enfriar. Colócalos en bolsas para congelar con cierre; sellar y congelar hasta 3 meses. Para usar, precaliente el horno a 350 °. Coloque los calzones congelados a 2 pulgadas de distancia en una bandeja para hornear engrasada. Hornee de 30 a 35 minutos o hasta que estén doradas.

44. Cazuela de calabacín italiano

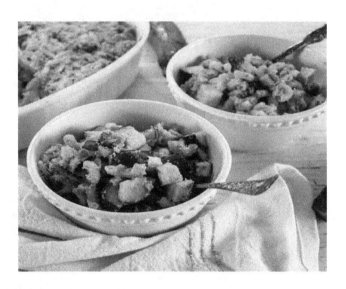

Ingredientes

3 calabacines medianos, en rodajas
(aproximadamente 6-1 / 2 tazas)
3 cucharadas de aceite de oliva, divididas
1 cebolla mediana, rebanada
1 diente de ajo picado
1 lata (28 onzas) de tomates cortados en cubitos, sin
escurrir
1 cucharada de albahaca fresca picada o 1 cucharadita
de albahaca seca
1-1 / 2 cucharaditas de orégano fresco picado o 1/2
cucharadita de orégano seco
1/2 cucharadita de sal de ajo
1/4 cucharadita de pimienta
1-1 / 2 tazas de mezcla para relleno
1/2 taza de queso parmesano rallado

3/4 taza de queso mozzarella semidescremado rallado

Direcciones

En una sartén grande, cocine los calabacines en 1 cucharada de aceite de 5 a 6 minutos o hasta que estén tiernos; escurrir y reservar. En la misma sartén, sofría la cebolla y el ajo en el aceite restante durante 1 minuto. Agrega los tomates, la albahaca, el orégano, el ajo, la sal y la pimienta; cocine a fuego lento, sin tapar, durante 10 minutos. Retirar del fuego; agregue suavemente el calabacín.
Coloque en un recipiente engrasado de 13 pulg. x 9 pulg. Plato de hornear. Cubra con la mezcla de relleno; espolvorear con queso parmesano. Tape y hornee a 350 ° durante 20 minutos. Espolvorea con queso mozzarella. Hornee, sin tapar, 10 minutos más o hasta que el queso se derrita.

45. Quiche de tomate y aceituna

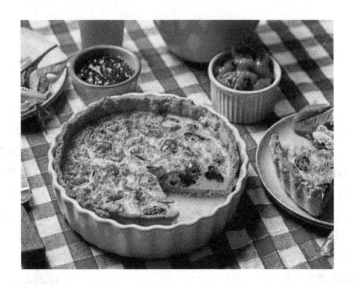

Ingredientes

1 hoja de masa para tarta refrigerada
1/4 taza de harina para todo uso
1/2 cucharadita de sal
1/2 cucharadita de pimienta
2 tomates medianos, en rodajas
2 cucharadas de aceite de oliva
2 huevos grandes, temperatura ambiente
1 taza de crema batida espesa
1 taza de queso cheddar fuerte
1 lata (6 onzas) de aceitunas maduras sin hueso,
escurridas y finamente picadas
1/2 taza de cebolla dulce picada
3 cebollas verdes picadas
4 rebanadas de queso provolone

Direcciones

Precaliente el horno a 450 °. Desenrolle la corteza en un 9 pulg. plato de pastel borde de flauta. Forre la cáscara de hojaldre sin perforar con un doble espesor de papel de aluminio resistente. Hornea por 8 minutos. Retire el papel de aluminio; hornee 5 minutos más. Reduzca la temperatura del horno a 375 °.

En una bolsa de plástico grande con cierre, combine la harina, la sal y la pimienta. Agregue rodajas de tomate, unas pocas a la vez, y agite para cubrir. En una sartén grande, cocine los tomates en aceite hasta que estén dorados, 1-2 minutos por cada lado.

En un tazón pequeño, bata los huevos y la crema; agregue el queso cheddar. Espolvoree las aceitunas y las cebollas en la base; cubra con dos rebanadas de queso provolone. Cubra con los tomates y el provolone restante. Vierta la mezcla de huevo por encima.

Hornea hasta que al insertar un cuchillo en el centro salga limpio, 40-45 minutos. Deje reposar durante 10 minutos antes de cortar.

Opción de congelación: cubra y congele el quiche sin hornear. Para usar, sacar del congelador 30 minutos antes de hornear (no descongelar). Precaliente el horno a 375 °. Coloque en una bandeja para hornear; cubra los bordes sin apretar con papel de aluminio. Hornee según las instrucciones, aumentando el tiempo según sea necesario para que un cuchillo insertado en el centro salga limpio.

46. Sartén vegetariana rápida italiana

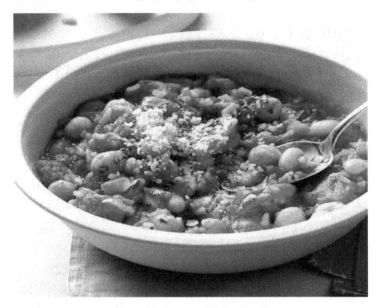

Ingredientes

1 lata (15 onzas) de garbanzos o garbanzos sin sal
agregada, enjuagados y escurridos
1 lata (15 onzas) de frijoles cannellini sin sal agregada,
enjuagados y escurridos
1 lata (14-1 / 2 onzas) de tomates guisados sin sal
agregada, sin escurrir
1 taza de caldo de verduras
3/4 taza de arroz instantáneo crudo
1 cucharadita de condimento italiano
1/4 cucharadita de hojuelas de pimiento rojo
triturado, opcional
1 taza de salsa marinara
1/4 taza de queso parmesano rallado
Albahaca fresca picada

Direcciones

En una sartén grande, combine los primeros 6
ingredientes y, si lo desea, las hojuelas de pimienta;
llevar a hervir. Reducir el fuego; cocine a fuego lento,
tapado, hasta que el arroz esté tierno, 7-9 minutos.
Agrega la salsa marinara; caliente, revolviendo
ocasionalmente. Cubra con queso y albahaca.

47. Tomate y Brie Focaccia

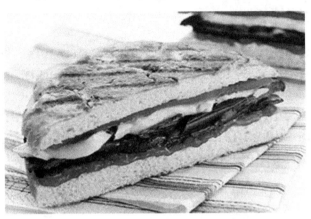

Ingredientes

2-1 / 2 a 3 tazas de harina para todo uso
2 paquetes (1/4 onza cada uno) de levadura de
aumento rápido
1 cucharadita de azucar
1 cucharadita de sal
1 taza de agua
1/4 taza más 1 cucharada de aceite de oliva, cantidad
dividida
1 lata (14-1 / 2 onzas) de tomates cortados en cubitos,
escurridos
2 dientes de ajo picados
1 cucharadita de condimento italiano
6 onzas de queso Brie, cortado en cubos de 1/2
pulgada
Aceite de oliva y hojuelas de pimiento rojo triturado,
opcional

Direcciones

En un tazón grande, combine 2 tazas de harina, levadura, azúcar y sal. En una cacerola pequeña, caliente el agua y 1/4 taza de aceite a 120 ° -130 °. Agregue a los ingredientes secos; batir hasta que se humedezca. Agregue suficiente harina restante para formar una masa suave.

Dar la vuelta sobre una superficie enharinada; amase hasta que quede suave y elástico, de 6 a 8 minutos. Colocar en un bol engrasado, volteando una vez para engrasar la parte superior. Tape y deje reposar durante 20 minutos.

Precaliente el horno a 375 °. Golpea la masa. Presione en un engrasado de 13x9 pulgadas. bandeja para hornear. Tapar y dejar reposar 10 minutos.

En un tazón pequeño, combine los tomates, el ajo, el condimento italiano y el aceite restante. Esparcir sobre la masa; cubra con queso. Hornee de 25 a 30 minutos o hasta que estén doradas. Coloque la sartén sobre una rejilla de alambre. Si lo desea, sírvalo con aceite de oliva y hojuelas de pimiento rojo.

48. Sándwiches de queso italiano a la parrilla

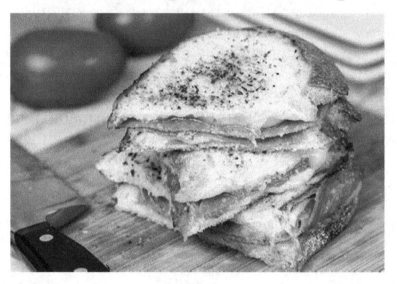

Ingredientes

8 rebanadas de pan italiano
4 cucharadas de pesto preparado
4 rebanadas de queso provolone
4 rebanadas de queso mozzarella semidescremado
5 cucharaditas de aceite de oliva
Salsa marinara calentada, opcional

Direcciones

Unte cuatro rebanadas de pan con pesto. Capa con quesos; cubra con el pan restante. Unte el exterior de los sándwiches con aceite.
En una sartén grande a fuego medio, tueste los sándwiches durante 3-4 minutos por cada lado o hasta que el queso se derrita. Sirva con marinara si lo desea.

49. Judías verdes y tomates asados

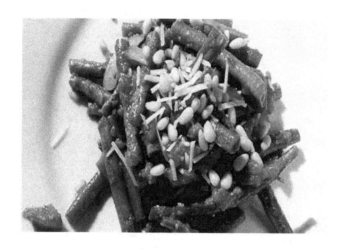

Ingredientes

1-1 / 2 libras de judías verdes frescas, cortadas y
cortadas por la mitad
1 cucharada de aceite de oliva
1 cucharadita de condimento italiano
1/2 cucharadita de sal
2 tazas de tomates uva, cortados por la mitad
1/2 taza de queso parmesano rallado

Direcciones

Precaliente el horno a 425 °. Coloque los ejotes en un
recipiente de 15x10x1 pulg. molde para hornear
cubierto con aceite en aerosol. Mezcle el aceite, el
condimento italiano y la sal; rocíe sobre los frijoles.
Mezcle para cubrir. Ase 10 minutos, revolviendo una
vez.

Agregue los tomates a la sartén. Ase hasta que los frijoles estén tiernos pero crujientes y los tomates se ablanden, 4-6 minutos más. Espolvorea con queso.

50. Polenta de albahaca con pisto

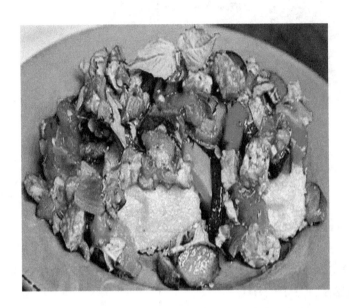

Ingredientes

4 tazas de agua
1/2 cucharadita de sal, dividida
1 taza de harina de maíz
1/2 taza de albahaca fresca picada
1 berenjena mediana, pelada y cortada en cubos de 1/2 pulgada
1 cebolla mediana, cortada por la mitad y en rodajas
1 pimiento verde mediano, cortado en juliana
5 cucharadas de aceite de oliva, divididas
4 dientes de ajo picados

1 lata (14-1 / 2 onzas) de tomates cortados en cubitos, escurridos
1/2 taza de aceitunas griegas sin hueso, en rodajas
1 cucharadita de orégano seco
1/4 cucharadita de pimienta
Hojas de albahaca fresca

Direcciones

En una cacerola grande y pesada, hierva el agua y 1/4 de cucharadita de sal. Reduzca el fuego a un hervor suave; agregue lentamente la harina de maíz. Cocine y revuelva con una cuchara de madera hasta que la polenta se espese y se separe limpiamente de los lados de la sartén, 15-20 minutos. Agrega la albahaca. Extienda en un 8 pulg. fuente de horno cuadrada cubierta con aceite en aerosol. Refrigere por 30 minutos.
Mientras tanto, en una sartén grande, saltee la berenjena, la cebolla y el pimiento verde en 2 cucharadas de aceite hasta que estén tiernos y crujientes. Agrega el ajo; cocine 1 minuto más. Agregue los tomates, las aceitunas, el orégano, la pimienta y la sal restante. Cocine y revuelva a fuego medio hasta que las verduras estén tiernas, de 10 a 12 minutos.
Corta la polenta en 4 cuadrados. En otra sartén grande, cocine la polenta en el aceite restante en tandas hasta que estén doradas, 7-8 minutos por cada lado. Sirva con pisto; decorar con albahaca.

Conclusión

Mi objetivo era hacer que estas recetas fueran fáciles de preparar, pero sobre todo sabrosas al paladar, por eso esperamos que las haya disfrutado.

En este libro, pudo aprender sobre varias recetas italianas que de otra manera no habría aprendido en otros libros.

He creado estas recetas para los que ya son expertos pero también para los que son principiantes y se están acercando a este tipo de cocina por primera vez, así que entrena seguido y familiarízate con las recetas, verás que además de tener ventajas en El nivel físico aumentará sus habilidades culinarias.

Gracias por elegirme, nos vemos en el próximo libro.